Organisation und Recht des Rettungswesens

Band 1

Herausgegeben von Prof. Dr. Gerhard Nadler

Körperliche Leistungsfähigkeit und Gesundheit von Rettungsfachpersonal

Diplomica Verlag GmbH

Nadler, Gerhard (Hg.): Körperliche Leistungsfähigkeit und Gesundheit von Rettungsfachpersonal. Organisation und Recht des Rettungswesens. Band 1, Hamburg, Diplomica Verlag GmbH 2017

Buch-ISBN: 978-3-96146-560-6
PDF-eBook-ISBN: 978-3-96146-060-1
Druck/Herstellung: Diplomica® Verlag GmbH, Hamburg, 2017

Bibliografische Information der Deutschen Nationalbibliothek:
Die Deutsche Nationalbibliothek verzeichnet diese Publikation in der Deutschen Nationalbibliografie; detaillierte bibliografische Daten sind im Internet über http://dnb.d-nb.de abrufbar.

© Diplomica Verlag GmbH
Hermannstal 119k, 22119 Hamburg
http://www.diplomica-verlag.de, Hamburg 2017
Printed in Germany

Über diesen Band

Der vorliegende Band enthält vier von Experten verfasste Aufsätze, die in ihren Beiträgen auf Aspekte wie die körperlichen Anforderungen an Rettungsfachpersonal im Notfalleinsatz, die dafür notwendige körperliche Leistungsfähigkeit, den Erhalt der Leistungsfähigkeit durch körperliches Training und gesunde Ernährung sowie Erhalt der Gesundheit des Rettungsfachpersonals durch betriebliche Maßnahmen eingehen.

Im Beitrag von Gerhard Nadler werden die körperlichen Anforderungen beleuchtet, es wird zu Untersuchungen zum Gesundheitsstatus von Rettungsfachpersonal referiert, es wird über Folgen mangelhafter Fitness des Rettungsfachpersonals diskutiert und schließlich ein Weg aufgezeigt, die körperliche Leistungsfähigkeit zu optimieren.

Der Aufsatz von Inge Lexen befasst sich damit, wie die für eine Tätigkeit im Rettungsdienst notwendige körperliche Leistungsfähigkeit erhalten oder verbessert werden kann. Auf den Punkt gebracht: Es müssen Kraft, Ausdauer und Beweglichkeit zu trainiert werden.

Im Beitrag von Maria Stempfhuber werden, ausgehend vom täglichen Energiebedarf eines Mitarbeiters in der Notfallrettung, wertvolle Hinweise für eine vernünftige und gesunde Ernährung gegeben. Dies ist wichtig, da sich Übergewicht auch negativ auf die Leistungsfähigkeit im Einsatz auswirkt.

Der Aufsatz von Werner Mall und Jens Wohlfeil hat das Betriebliche Gesundheitsmanagement im Rettungsdienst zum Gegenstand. Es wird deutlich gemacht, dass auch Umstände, die auf die Psyche wirken, einen großen Einfluss auf die Gesundheit des Rettungsfachpersonals haben.

Über den Herausgeber

Herausgeber der Reihe ist Prof. Dr. Gerhard Nadler. Er hat an der Hochschule für Gesundheit & Sport, Technik & Kunst, Berlin, seit Sommersemester 2012 die Professur für „Organisation und Recht des Rettungswesens" inne.

In dieser Reihe werden wissenschaftliche Aufsätze, wissenschaftliche Studien, Abschlussarbeiten von Studierenden und Referate, gehalten auf Symposien, die im engeren oder weiteren Sinne im Kontext mit der Organisation bzw. dem Recht des Rettungswesens stehen, publiziert.

Kontaktadresse des Herausgebers:

Email: Prof.Gerhard.Nadler@gmx.net

Briefpost: Postfach 1332, D-82003 Unterhaching

Inhaltsverzeichnis

Körperliche Leistungsfähigkeit des Rettungsfachpersonals:

Relevanz, Bestandsaufnahme, Reflexion

Prof. Dr. Gerhard Nadler

Eine berufliche Tätigkeit in der Notfallrettung ist, wie spezifische Tätigkeitsanalysen zeigen, eine körperlich fordernde Tätigkeit. Andererseits ist die körperliche Fitness vieler Mitarbeiter im Rettungsdienst, wie aus den vorliegenden Studien zum Gesundheitsstatus von Rettungsfachpersonal geschlossen werden kann, eher gering. Die im Durchschnitt sehr geringe Berufsverbleibezeit von Rettungsassistenten scheint auch dadurch bedingt zu sein. Eine nur relativ kurze Berufsverbleibezeit einer großen Zahl von Rettungsassistenten und künftig von Notfallsanitätern hat diverse Probleme zur Folge. In diesem Beitrag setzt sich der Autor mit dieser Problematik auseinander und zeigt einen Lösungsansatz auf.

Kurze Berufsverbleibezeit

Die durchschnittliche Berufsverbleibezeit von Rettungsassistenten liegt, wie mehreren Untersuchungen zu entnehmen ist, bei 9 bis 10 Jahren (01). Stellt man die Berufsverbleibezeit und auch das durchschnittliche Lebensalter von Rettungsassistenten, das bei 32 bis 34 Jahren liegt (02), den Berufsverbleibezeiten und dem durchschnittlichen Lebensalter in anderen körperlich fordernden Berufen, beispielsweise den Bergleuten im Steinkohlbergbau (03) gegenüber, fällt eine sehr geringe Berufsverbleibezeit und auch ein eher geringes Lebensalter der Rettungsassistenten auf. Die Gründe für ein Ausscheiden von Rettungsassistenten aus dem Beruf sind sicher vielschichtig. In der Literatur sind Hinweise darauf zu finden, dass ein Ausscheiden aus dem Rettungsdienst in einer Vielzahl von Fällen aufgrund der von vielen Mitarbeitern als körperlich sehr belastend empfundenen Arbeit oder aufgrund von Muskel-Skelett-Erkrankungen erfolgen könnte. Der Untersuchung von

GEBHARDT und KLUSSMANN kann entnommen werden, dass die Anzahl der Rettungsdienstmitarbeiter, die an Beschwerden des Muskel-Skelett-Systems leiden, ab etwa dem zehnten Berufsjahr bzw. ab einem Lebensalter von etwa 30 Jahren bereits hoch ist und mit jedem weiteren Berufs- bzw. Lebensjahr stark zunimmt (04). Wie der Untersuchung von BRECHEISEN entnommen werden kann, empfinden etwa 20 % der Rettungsdienstmitarbeiter die körperliche Belastung als derart stark, dass sie nach dem Dienst keine Unternehmungen mehr durchführen können (05). Um ein genaueres Bild von der Tätigkeit zu erhalten, die die genannten Beschwerden hervorruft bzw. die als Belastung empfunden wird, ist nun der Blick auf die körperlichen Anforderungen zu richten.

Körperliche Anforderungen

Aus einer vom Autor durchführten Untersuchung zur notwendigen körperlichen Leistungsfähigkeit von Rettungsfachpersonal (06), in diese Untersuchung wurden 600 Notfalleinsätze in vier deutschen Städten eingeschlossen, ergibt sich folgendes Bild:

Auf dem Weg vom Einsatzfahrzeug zum Patienten „mit Notfallausrüstung"

Anforderung: Zu Fuß schnell eine Entfernung von mehr als 50 Meter zurücklegen: 27–48 %
Anforderung: Schnelles Treppensteigen über mehr als eine Treppe: 40–50 %

An der Einsatzstelle bzw. am Patienten (z.B. Wohnung des Patienten)

Anforderung: Heben des Patienten: 35–56 %

Auf dem Weg zum Einsatzfahrzeug mit Patienten

Anforderung: Tragen des Patienten unter normalen Bedingungen: 11–15 %
Anforderung: Tragen des Patienten unter schwierigen Bedingungen: 17–24 %

Zusammenfassung: Das Rettungsfachpersonal benötigt aufgrund der tatsächlichen beruflichen Anforderungen die körperliche Leistungsfähigkeit, um zu Fuß und mit Notfallausrüstung schnell eine weitere Entfernung zurücklegen bzw. schnell mehr als eine Treppe steigen zu können, den Patienten an der Einsatzstelle heben zu können und den auf einer Tragevorrichtung liegenden oder sitzenden Patienten auch unter schwierigen Bedingungen (z.B. steile Treppen) zum Einsatzfahrzeug tragen zu können.

Um diese körperlichen Anforderungen auf Dauer adäquat erfüllen zu können, ist die Fitness eines sportlich Aktiven notwendig. Insbesondere eine gute Ausdauer, Schnelligkeit, eine ausgeprägte Muskulatur und auch Beweglichkeit scheinen hierfür notwendig zu sein.

Aufgrund dieser Befunde bzw. dieser Feststellung ist nun die körperliche Leistungs-fähigkeit von Rettungsfachpersonal zu betrachten. Da bisher keine Untersuchungen zur Verfügung stehen, die konkrete Aussagen zur körperlichen Leistungsfähigkeit machen, wird der Blick auf Untersuchungen zum Gesundheitsstatus von Rettungs-fachpersonal gerichtet.

Untersuchungen zum Gesundheitsstatus

Wie aus empirischen Untersuchungen zum Gesundheitsstatus von Einsatzkräften im Rettungsdienst entnommen werden kann, haben fast zwei Drittel einen zu hohen Body-Mass-Index (BMI). Ein zu hoher BMI-Wert dürfte bei den allermeisten Einsatz-kräften durch einen zu hohen Körperfettanteil bedingt sein. Nur bei einzelnen Ret-tungsassistenten dürfte ein zu hoher BMI-Wert durch exzessives Bodybuilding bedingt sein.

Im Rahmen einer Untersuchung zum Gesundheitsstatus von Einsatzkräften im Rettungsdienst, durchgeführt in den Jahren 2010 und 2011, bestimmte SCHUMANN den BMI von 153 Rettungskräften. Aus diesem Kollektiv waren 54% übergewichtig (BMI 25 bis 30) und 12% adipös (BMI über 30), insgesamt waren also zwei Drittel übergewichtig bzw. stark übergewichtig. (07)

Zu ähnlichen Ergebnissen kommt die Untersuchung von HERINGSHAUSEN, durch-geführt in den Jahren 2008 und 2009, der den Gesundheitsstatus von 545 Einsatz-kräften in acht Bundesländern untersuchte. Danach waren 59,5%, also nahezu 60%, der Rettungskräfte übergewichtig oder adipös. (08)

Übergewicht und Adipositas wirken sich negativ auf die körperliche Leistungsfähigkeit und somit auf die Leistungsfähigkeit im Einsatz aus. Die Kondition eines Menschen, nämlich Ausdauer, Schnelligkeit, Kraft und Beweglichkeit, verhält sich gegenläufig zum körperfettbedingten Übergewicht (9). Körperliches Training ist bei Übergewicht anstrengender, führt früher zur Ermüdung und ist deshalb grundsätzlich auch weniger effektiv. Insofern wirkt sich Übergewicht nicht nur negativ auf die Kondition aus, sondern auch auf ein körperliches Training, das die Kondition verbessern könnte.

Fitness mangelhaft?

Geht man davon aus, dass die oben referierten Ergebnisse aus den Untersuchungen von SCHUMANN sowie von HERINGSHAUSEN die Fitness des Rettungsfachpersonals in Deutschland in etwa widerspiegeln, dann besteht eine erhebliche Diskrepanz zwischen der tatsächlichen und der eigentlich erforderlichen körperlichen Leistungsfähigkeit des Rettungsfachpersonals. Eine solche Diskrepanz begünstigt das Auftreten von körperlichen Beschwerden, Erkrankungen und Erschöpfung.

Bei Betrachtung der Fakten drängt sich der Verdacht auf, dass das Ausscheiden von einer großen Zahl von Rettungsassistenten aus dem Beruf bereits nach wenigen Jahren aufgrund der als körperlich sehr belastend empfundenen Arbeit oder aufgrund von Muskel-Skelett-Erkrankungen erfolgt bzw. dies mitursächlich ist.

Folgen kurzer Berufsverbleibezeit

Zum einen wirkt sich eine nur kurze durchschnittliche Berufsverbleibezeit von Rettungsassistenten bzw. künftig von Notfallsanitätern negativ auf das Niveau der Patientenversorgung aus. Für eine Patientenversorgung auf hohem Niveau scheint es notwendig zu sein, dass ein großer Teil der Berufsgruppe über eine Berufserfahrung von weit mehr als einem Jahrzehnt verfügt. Nur so können wertvolle Erfahrungen, unter anderem in gemischten Besatzungen, weitergegeben werden. Stimmen aus professionellen Systemen im Ausland bestätigt dies.

Zum anderen, richtet man den Blick auf die hohen Kosten der Ausbildung zum Notfallsanitäter, die künftig von der Gesetzlichen Krankenversicherung getragen werden soll, verursacht eine nur kurze Berufsverbleibezeit unnötig hohe Kosten.

Sollte die Berufsverbleibezeit der Notfallsanitäter nicht deutlich länger sein als die gegenwärtige der Rettungsassistenten, etwa so lange wie in anderen körperlich belastenden Berufen, dann werden die Kosten für die Ausbildung etwa dreimal so hoch sein wie sie sein müssten.

Notwendig: Körperliche Fitness fordern und fördern

Reflektiert man zu den Ausführungen in den letzten vier Abschnitten, kann die Konsequenz nur sein, von Rettungsassistenten bzw. Notfallsanitätern körperliche Fitness zu fordern und diese zu fördern. Damit kann nicht nur eine Ursache für eine nur kurze Berufsverbleibezeit beseitigt werden, sondern auch die für eine adäquate Berufsausübung notwendige körperliche Leistungsfähigkeit sichergestellt werden. Bedenkt man die körperlichen Anforderungen, erscheinen eine gute Ausdauer, Schnelligkeit, eine ausgeprägte Muskulatur und auch Beweglichkeit als notwendig. Ein Sporttest, mit dem die eben genannten Komponenten von Kondition überprüft werden können, sollte bei jeder Neueinstellung, insbesondere vor der Einstellung zur Ausbildung zum Notfallsanitäter, erfolgen. Weiterhin sollte der Arbeitgeber durch geeignete Programme den Erhalt der körperlichen Fitness fördern. Zudem sollten regelmäßig spezifische Work-Ability-Tests durchgeführt werden, die typische in der Notfallrettung vorkommende Bewegungsabläufe simulieren, um bei Problemen frühzeitig präventive Maßnahmen ergreifen zu können.

Bisher ist die Durchführung von Sporttests bei Einstellung von Rettungsfachpersonal in Deutschland noch eher selten. Ein Test, der gut geeignet ist, um Ausdauer, Schnelligkeit, Kraft und Beweglichkeit zu prüfen, ist der vom DRK Gelsenkirchen durchgeführte Sporttest (Abbildung 1) (10). Bei einem Blick über die Grenzen fällt der von FALCK Danmark A/S durchgeführte Sporttest (Abbildung 2) als ebenfalls dafür gut geeignet auf.

Sporttest Rettungsdienst

DRK KV Gelsenkirchen e.V.

Ausdauer und Schnelligkeit	50m Sprint (Hochstart)
	3000m Dauerlauf
Kraft und Beweglichkeit	Skihocke an der Wand
	Kombinationsübung (3 Durchläufe) *Kasten- oder Pferdesprung, Vorwärtsrollen, Springen, Kriechen, Hindernis überwinden, Balancieren*
	Liegestützen
	Fünfersprung

Abbildung 1: Sporttest Rettungsdienst DRK KV Gelsenkirchen e.V.

Sporttest für Auszubildende bei Falck Danmark A/S

Ausdauer- und Kraftübungen (Klimmzüge, Liegestütze, Brücke u.a.)	Die 10 verschiedenen Übungen und die jeweils vorgegebene Anzahl der Ausführungen müssen in höchstens 15 Minuten absolviert werden
Laufen (Cooper Test)	Ca. 2.500 Meter in 12 Minuten (leicht variierend nach Alter und Geschlecht)
Schwimmen	200 Meter in 7,5 Minuten

Abbildung 2: Sporttest für Auszubildende bei Falck Danmark A/S

Resümee

Es kann angenommen werden, dass das Ausscheiden einer großen Zahl von Rettungsassistenten aus dem Beruf nach nur wenigen Jahren aufgrund einer erheblichen Diskrepanz zwischen der für die Tätigkeit in der Notfallrettung eigentlich erforderlichen körperlichen Leistungsfähigkeit und der individuellen körperlichen Leistungsfähigkeit des einzelnen Rettungsassistenten erfolgt. Eine relativ kurze Berufsverbleibezeit einer großen Zahl von Rettungsassistenten bzw. von Notfallsanitätern verursacht diverse Probleme. Deshalb sollte die notwendige körperliche Leistungsfähigkeit vor der Einstellung des Rettungsassistenten bzw. Notfallsanitäters, insbesondere vor der Einstellung zur Ausbildung zum Notfallsanitäter, überprüft werden. Geprüft werden sollten Ausdauer, Schnelligkeit, Kraft und Beweglichkeit. Den Erhalt der körperlichen Fitness sollte der Arbeitgeber durch geeignete Programme fördern.

Literatur / Anmerkungen

1 = Bals T., Runggaldier K., Attraktivität des Berufes Rettungsassistent, Schriftenreihe: Berichte der bast – Heft M98, Bergisch Gladbach, 1998, S. 95; Gebhardt H., Klussmann A., Sicherheit und Gesundheit im Rettungsdienst, Schriftenreihe der baua: Forschungsbericht 1068, Dortmund, 2006, S. 16; Nadler G., Berufszufriedenheit von Rettungsassistenten: Ergebnisse einer aktuellen Befragung. In: RETTUNGSDIENST, 31. Jhrg. (2008), S. 666 ff. (669)

2 = Bals T, Runggaldier K., aaO, S. 94, Gebhardt H., Klussmann A., aaO, S. 16

3 = Nach Auskunft des Gesamtverbandes Steinkohlebergbau (GVSt) liegt die durchschnittliche Berufsverbleibezeitzeit von Bergleuten im Untertagebergbau bei weit über 20 Jahren

4 = Gebhardt H., Klussmann A., aaO, S. 56 ff.

5 = Brecheisen A., Psychische Belastungen des nichtärztlichen Rettungsdienstpersonals. In: LEBEN RETTEN, 18. Jhrg. (1992), S. 109 ff. (117)

6 = Nadler G., Anforderungen an das Rettungsfachpersonal. In: Rettungsdienst-Journal, 28. Jhrg. (2009), Heft 1, S. 25 ff. (28)

7 = Schumann H., Rettungsdienst am Limit: Gesundheit von Einsatzkräften im Rettungsdienst, Hamburg, 2012, S. 36 f.

8 = Heringshausen G., Brauchle G., Gesundheit im Rettungsdienst: Ergebnisse einer Querschnittsuntersuchung im deutschen Rettungsdienst. In: RETTUNGSDIENST, 33. Jhrg. (2010), S. 324 ff. (329); Heringshausen G., Hering T., Nübling M., Brauchle G., Auswirkungen von Arbeitszeitschichtmodellen auf die Gesundheit von Rettungsdienstpersonal. In: ErgoMed, 33. Jhrg. (2009), S. 104 ff.

9 = Vgl. zu diesem Aspekt bspw. Leyk D., Rüther T., Witzki A. et al., Physical Fitness, Weight, Smoking, and Exercise Patterns in Young Adults. In: Deutsches Ärzteblatt International, 113. Jhrg. (2012), S. 737 ff.

10 =http://www.drk-ge.de/drk/fileadmin/Media/Downloads/Sporttest%20RD.pdf (20.02.2016)

Autor

Prof. Dr. Gerhard Nadler
Lehrgebiet: Organisation und Recht des Rettungswesens
Hochschule für Gesundheit & Sport, Technik & Kunst, Berlin
Hochschulcampus München-Ismaning
Steinheilstr. 4–8
85737 Ismaning

Fit durch Bewegung:

Körperliche Leistungsfähigkeit für den Rettungsdienst erhalten

Inge Lexen, Dipl.-Sportlehrerin (Univ.)

Wie kann der eigene Körper für die täglichen Belastungen in Beruf und Alltag fit gemacht und fit gehalten werden? Fakt ist, nur wer gesund und auch körperlich leistungsfähig ist, kann sich optimal um Notfallpatienten kümmern. Optimal wäre ein ganzheitlicher Ansatz, der Bewegung, Ernährung und Entspannung gleichermaßen beinhaltet und im privaten wie auch im beruflichen Alltag verankert ist. Nachfolgend wird die Thematik „Bewegung" fokussiert.

Körperliche Anforderungen im Rettungsdienst

Welche körperlichen Voraussetzungen muss der Mitarbeiter im Rettungsdienst mitbringen und welche Fitness muss er haben, um den körperlichen Anforderungen, die die Tätigkeit an ihn stellt, gewachsen zu sein? In den Berufsinformationen, herausgegeben von der Bundesagentur für Arbeit, zur Ausbildung zum Rettungsassistenten/in sucht man vergeblich nach Angaben zur körperlichen Eignung. (1) Das Notfallsanitätergesetz erhält dazu, ebenso wie früher das Rettungsassistentengesetz, lediglich die Vorgabe, dass der Sanitäter „nicht in gesundheitlicher Hinsicht für die Ausübung des Berufs ungeeignet" sein darf. (2) Führt man sich aber den Arbeitsalltag von Sanitätern in der Notfallrettung vor Augen, wird schnell klar, dass körperliche Leistungsfähigkeit auf einem höheren Niveau notwendig ist, um die tatsächlichen beruflichen Anforderungen adäquat erfüllen zu können. Einschlägige wissenschaftliche Untersuchungen belegen, dass die Mitarbeiter in der Notfallrettung unter anderem oftmals schnell und mit Notfallausrüstung eine weite Strecke zu Fuß zurücklegen müssen oder Patienten auch unter schwierigen Bedingungen (z.B. steile Treppen) zum Rettungswagen tragen müssen. (3)

Aufgrund der hohen Beanspruchung des Bewegungsapparates ist die uneingeschränkte Funktion der großen Gelenke bei Berufsantritt unabdingbar. Eine gute Ausdauerleistungsfähigkeit, ein hohes Kraftniveau sowie eine gute Dehnfähigkeit (Flexibilität) sind weitere wichtige Voraussetzungen. Betrachtet man die Berufsgruppe der Sanitäter, ist schnell festzustellen, dass oftmals eine Kluft zwischen der eigentlich notwendigen körperlichen Leistungsfähigkeit und der individuell tatsächlich vorhandenen Leistungsfähigkeit besteht. Dies führt häufig zu körperlichen Beeinträchtigungen, die sich negativ auf Krankheitstage auswirken und auch einen negativen Einfluss auf die Berufsverbleibezeit haben.

Wünschenswert wäre, bereits vor Antritt der Ausbildung die körperliche Eignung zu prüfen. Gegebenenfalls sollte versucht werden, die individuelle körperliche Leistungsfähigkeit durch ein entsprechendes Training den beruflichen Anforderungen anzupassen. Für eine Tätigkeit in der Notfallrettung sind Kraft, Ausdauer und Flexibilität von großer Bedeutung. Auch Schnelligkeit und koordinative Fähigkeiten spielen eine wichtige Rolle.

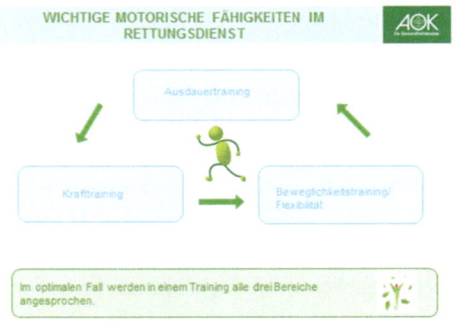

Stark im Kreuz: Die Kraft trainieren

Das Bücken, Heben und Tragen schwerer Lasten, ungünstige Körperhaltungen, einseitige körperliche Belastungen verbunden mit einem zu schwachen muskulären Korsett sowie ein mangelndes Körpergefühl sind oft der Auslöser von Rückenproblemen. Auch psychische Belastungsfaktoren können die Entstehung von Rückenproblemen begünstigen.

Ganz allgemein kann gesagt werden, dass Rückenprobleme sich meistens nicht eindeutig auf einen Faktor zurückführen lassen, sondern durch ein multifaktorielles Geschehen ausgelöst werden.

Um all den Belastungen im Rettungsdienst gewachsen zu sein und um Beschwerden im muskulo-skelettalen Bereich vorzubeugen oder zu reduzieren, sind vor allem eine gut ausgebildete Rumpfmuskulatur sowie das Beherrschen rückenschonender Arbeitsweisen wichtig.

Wie kann die Rumpfmuskulatur gestärkt werden?

Im Rettungsdienst können die Bereitschaftszeiten genutzt werden, um ein funktionelles Krafttraining zu absolvieren. Zur Durchführung dieser Übungen sind keine speziellen Trainingsgeräte notwendig. Allein durch den Einsatz des eigenen Körpergewichts ist es möglich ein umfangreiches Krafttraining durchzuführen.

Folgende Muskelgruppen neigen zur Abschwächung und sollten durch regelmäßiges Training gekräftigt werden:

- Obere Rückenmuskulatur

- Rückenstrecker im Bereich der Lendenwirbelsäule

- Bauchmuskulatur

- Hals- und Nackenmuskulatur

- Gesäßmuskulatur

- Oberschenkelmuskulatur (Vorder- und Rückseite)

- Wadenmuskulatur

Herz und Kreislauf: Die Ausdauer trainieren

Ein langer Atem ist im Rettungseinsatz unerlässlich! Wenn Menschenleben auf dem Spiel stehen, muss es immer schnell gehen. Ein kurzer schneller Lauf mit Notfallausrüstung zum Patienten mit Herz-Kreislaufstillstand, die Bewältigung mehrerer Stockwerke über einen Treppenaufgang mit Notfallausrüstung sowie die Arbeit am

Patienten selbst erfordern eine gute Ausdauerleistungsfähigkeit. Um diese zu erreichen ist es notwendig die unterschiedlichen Formen der Ausdauer zu trainieren. Der kurze schnelle Lauf zum Patienten erfordert eine gute Kraft- und Schnelligkeitsausdauer. Für einen Treppenanstieg in das fünfte Stockwerk ist eine gute Kraftausdauer unerlässlich.

Eine gute Ausdauer bedeutet die Fähigkeit zu haben, Belastungen über einen längeren Zeitraum durchhalten zu können. Durch eine verbesserte Ausdauer ist auch die Ermüdung bei alltäglicher Beanspruchung geringer.

Wie kann die Ausdauer verbessert werden?

Um die gewünschten Anpassungserscheinungen zu erreichen, ist ein regelmäßiges Training (2 bis 3 mal die Woche) notwendig. Dieses muss über eine längere Zeit (15 bis 20 Minuten) erfolgen. Eine individuell angemessene Belastungsintensität ist dringend zu empfehlen. Werden über einen längeren Zeitraum größere Muskelgruppen beansprucht verbessert sich die Ausdauer.

Auf einer Skala von 1–7, wobei 1 für „sehr leicht" steht und 7 für „sehr schwer", sollten Sie sich zwischen 3 „leicht–mittel" und 4 „mittel" belasten.

Folgende Sportarten eignen sich besonders gut zur Verbesserung der Ausdauer:

- Walking/Nordic Walking/Wandern

- Laufen/Joggen

- Radfahren

- Schwimmen

- Ausdauergymnastik

- Inline Skating/Langlauf

Mittels eines Herzfrequenzmessers kann die Intensität des Ausdauertrainings, insbesondere wenn Risikofaktoren vorliegen, gut kontrolliert werden. Die optimale Trainingsherzfrequenz ist abhängig von Alter, Trainingszustand und Ruheherzfrequenz.

Wirkung eines Herz-Kreislauf-Trainings

Der präventiv-medizinische Nutzen eines Ausdauertrainings ist sehr umfangreich. Neben der direkten Auswirkung auf das Herz-Kreislauf-System sind vor al em die Auswirkungen auf die Atmung, den Metabolismus sowie die Psyche zu erwähnen.

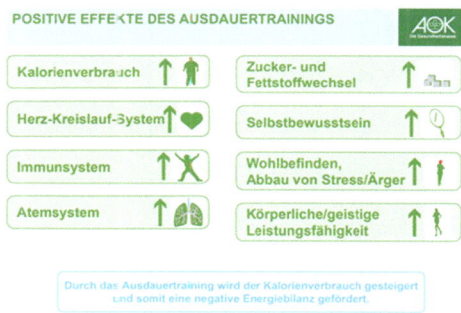

Die Auswirkungen auf den Metabolismus leisten einen wichtigen Beitrag zur Prävention von Diabetes, Übergewicht und Arteriosklerose. Wer sein Gewicht reduzieren möchte, muss über den Tag eine negative Energiebilanz erreichen. Das heißt, dass die aufgenommene Menge an Energie (Nahrung) kleiner sein sollte als der Energieverbrauch.

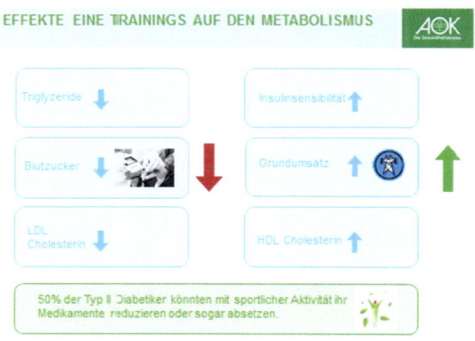

Flexibilität: Die Beweglichkeit trainieren

Die Arbeit am Patienten muss häufig in gebückter Körperhaltung bzw. in der Hocke durchgeführt werden. Dies erfordert oft ein hohes Maß an Beweglichkeit. Um diese zu verbessern, müssen Übungen ausgeführt werden bei denen die Muskeln gedehnt werden.

Folgende Wirkungen sind durch ein regelmäßiges Beweglichkeitstraining zu erreichen.

* Verbesserung der Beweglichkeit

* Verbesserung der Entspannungsfähigkeit der Muskulatur

* Vermeidung muskulärer Dysbalancen

* Abbau von Verspannungen

* Regenerationsbeschleunigung

Unter gesundheitlichen Aspekten ist es wichtig die zur Abschwächung neigende Muskulatur zu kräftigen und die zur Verkürzung neigende Muskulatur zu dehnen.

Folgende Muskelgruppen neigen zur Verkürzung und sollten durch regelmäßiges Training gedehnt werden.

* Oberschenkelvorderseite

* Oberschenkelrückseite

* Hüftbeuger

* Brustmuskel

* Rückenstrecker

* Wadenmuskulatur

* Hals- und Nackenmuskulatur

Ein regelmäßig ausgeführtes Kraft- und Beweglichkeitstraining führt zu einer Vielzahl von Anpassungserscheinungen des aktiven und passiven Bewegungsapparates. Regelmäßig bedeutet, dass das Training ein- bis zweimal wöchentlich durchgeführt wird.

Neben Bewegung beinhaltet ein gesunder Lebensstil auch eine ausgewogene Ernährungsweise sowie Zeiten der Entspannung. Ein Leben mit ausreichend Bewegung und vollwertiger ausgewogener Ernährung lässt überflüssige Pfunde schmelzen und beugt Übergewicht vor.

Anmerkungen

1 = Berufsinformation Rettungsassistent/in vom 06.12.2014
http://berufenet.arbeitsagentur.de/berufe/docroot/r2/blobs/pdf/archiv/8882.pdf
(Zugriff: 30.06.2016)

2 = vgl. § 2 I Nr. 3 NotSanG und § 2 I Nr. 3 RettAssG

3 = Gerhard Nadler, Anforderungen an das Rettungsfachpersonal. In: Rettungsdienst-Journal, 28. Jhrg. (2009), Heft 1, S. 25 ff. (28)

Autorin

Inge Lexen
Dipl.-Sportlehrerin (Univ.)
AOK Bayern – Die Gesundheitskasse
Direktion München
Landsberger Straße 150–152
80339 München

Hinweis zum BGF-Programm der AOK Bayern

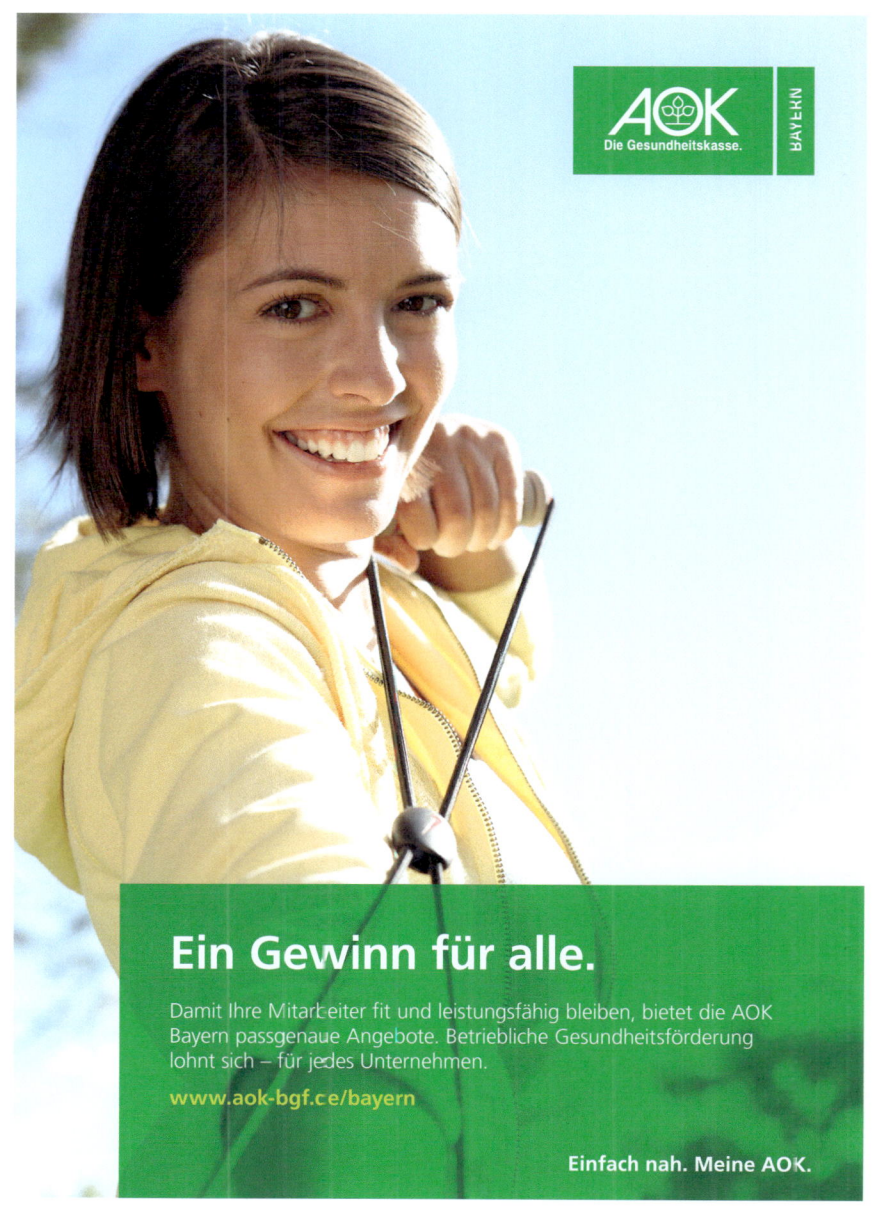

Richtig ernähren, um fit zu bleiben:

Essen auf die Schnelle und trotzdem gesund

Maria Stempfhuber, Dipl.-Oecotrophologin (Univ.)

Einsatzkräfte im Rettungsdienst benötigen körperliche Leistungsfähigkeit, um die Tätigkeit adäquat ausüben zu können. Zudem erfordert die Arbeit im Rettungsdienst zu jeder Tages- und Nachtzeit Wachheit und Konzentration. Die richtige Ernährung spielt dafür eine große Rolle.

Hoher Body-Mass-Index

Wie empirische Untersuchungen aus den letzten Jahren zeigen, haben viele Mitarbeiter im Rettungsdienst einen zu hohen Body-Mass-Index (BMI). Letztlich ist dieser hohe BMI-Wert bei den allermeisten durch einen zu hohen Körperfettanteil bedingt. Im Rahmen einer Untersuchung zum Gesundheitsstatus von Einsatzkräften im Rettungsdienst bestimmte SCHUMANN den BMI von 153 Rettungskräften aus den östlichen Bundesländern. Aus diesem Kollektiv waren 54% übergewichtig (BMI 25 bis 30) und 12% adipös (BMI über 30), insgesamt waren also zwei Drittel übergewichtig bzw. stark übergewichtig. Zu ähnlichen Ergebnissen kommt die Untersuchung von HERINGSHAUSEN, der den Gesundheitsstatus von 545 Einsatzkräften in acht Bundesländern untersuchte. Danach waren 59,5%, also nahezu 60%, der Rettungskräfte übergewichtig oder adipös.

Übergewicht und Adipositas wirken sich negativ auf die körperliche Leistungsfähigkeit und somit Leistungsfähigkeit im Einsatz aus. Auch Herz-Kreislaufleiden und Erkrankungen des Bewegungsapparates werden dadurch begünstigt. Deshalb müssen gerade Rettungskräfte auf eine kaloriengerechte Ernährung achten. Tabelle 1 zeigt die Richtwerte für die Energiezufuhr in Abhängigkeit von Alter, Geschlecht und körperlicher Aktivität. Rettungskräfte benötigen zwar oft kurzfristig viel Kraft, verbringen aber auch einen großen Teil ihrer Arbeitszeit im Sitzen. Wird kein Sport betrieben, ist von einem eher niedrigen Bedarf an Kalorien auszugehen. Für den täglichen Energiebedarf ist der PAL-Wert (PAL = physical activity level) von Relevanz.

Tabelle 1: Richtwerte der Deutschen Gesellschaft für Ernährung (DGE) für die Energiezufuhr in kcal/Tag in Abhängigkeit vom PAL-Wert

	PAL-Wert 1,4*		PAL-Wert 1,6*		PAL-Wert 1,8*	
	m	w	m	w	m	w
19 bis unter 25 Jahre	2400	1900	2800	2200	3100	2500
25 bis unter 51 Jahre	2300	1800	2700	2100	3000	2400
51 bis unter 65 Jahre	2200	1700	2500	2000	2800	2200

*PAL-Wert 1,4: ausschließlich sitzende Tätigkeit mit wenig/keiner anstrengenden Freizeitaktivität
*PAL-Wert 1,6: sitzende Tätigkeit, zeitweilig auch gehende oder stehende Tätigkeit
*PAL-Wert 1,8: überwiegend gehende und stehende Arbeit

Lebensmittel: Auf die richtige Auswahl kommt es an

Die Ernährungspyramide (Abbildung 1) zeigt einfach und anschaulich, wie sich eine bedarfsgerechte Ernährung zusammensetzt. Wer täglich aus jeder Gruppe Lebensmittel isst und dabei innerhalb einer Gruppe für Abwechslung sorgt, bekommt alle wichtigen Nährstoffe. Die Größe der Pyramidenstufen sowie die Ampelfarben grün, gelb und rot geben eine Orientierung über die empfehlenswerten Mengen.

DIE ERNÄHRUNGSPYRAMIDE

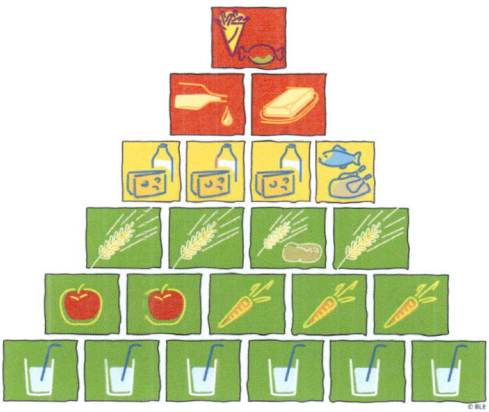

Abbildung 1: Die Ernährungspyramide

An Getränken benötigt unser Körper rund 1,5 Liter am Tag. Bei heißem Wetter oder körperlicher Anstrengung entsprechend mehr. Auch in Zeiten mit vielen Einsätzen gilt: ausreichend trinken. Wird zu wenig getrunken, wirkt sich das negativ auf die Konzentration und Leistungsfähigkeit aus. Am besten eignet sich Wasser als Durstlöscher. Zuckerreiche Getränke wie Cola, Limonaden oder Säfte liefern rund 450 kcal pro Liter und sollten deshalb die Ausnahme sein.

Neben Getränken sind Gemüse, Obst, Getreideprodukte und Kartoffeln die Basis der Ernährungspyramide. Sie versorgen uns mit vielen Nährstoffen und sind dabei fettarm und relativ kalorienarm. Gerade Gemüse, die kalorienärmste Lebensmittelgruppe, wird bei Stress oft vergessen. Davon sollte man mindestens 400 g am Tag essen, teils roh, teils gekocht. Dazu mindestens 250 g Obst. Bei den Getreideprodukten Vollkorn bevorzugen. Es hält länger satt als Weißmehlprodukte. Durch ihren höheren Ballaststoff-Anteil geben sie den Zucker langsamer ins Blut ab. Dafür bleibt der Blutzucker länger auf einem konstanten Niveau. Man wird nicht so schnell wieder hungrig. Getreideflocken lassen sich gut auf der Wache zu einem leckeren Müsli mischen. Nicht zu empfehlen sind dagegen stark verarbeitete und zuckerreiche Müsli-Mischungen.

Bei tierischen Produkten wie Milchprodukten, Fleisch, Eier und Fisch reichen etwas kleinere Mengen. Sie enthalten zum Teil viele versteckte Fette. Deshalb besser fettarme Produkte auswählen. Ideal sind Milch und Joghurt mit circa 1,5 Prozent Fett und Käse mit maximal 45 Prozent Fett in der Trockenmasse. Auch bei Fleischprodukten lohnt es sich, auf den Fettgehalt zu achten. So enthält beispielsweise 100 g magerer Kochschinken nur 127 kcal. 100 g Fleischwurst dagegen 300 kcal.

Da Fett sehr kalorienreich ist, steht es relativ weit oben in der Pyramide. An der Spitze sind Süßigkeiten und fettreiche Knabbereien zu finden, die man nur in kleinen Mengen genießen sollte. Mit Ausnahme von Fisch enthalten Fette in tierischen Produkten und Süßigkeiten viele gesättigte Fettsäuren. Somit wirken sie sich ungünstig auf Herz-Kreislauferkrankungen aus. Dagegen liefern uns hochwertige Pflanzenöle wie etwa Olivenöl und Rapsöl wertvolle ungesättigte Fettsäuren.

Im Berufsalltag: Die praktische Umsetzung

Mit etwas Planung und der richtigen Speisenauswahl lassen sich diese Empfehlungen leicht im Alltag umsetzen. Auf keinen Fall sollte es zur Regel werden, sich die Wartezeiten auf der Wache mit Süßigkeiten oder Chips zu verkürzen. Besser sind Obst und Gemüsesticks. In ländlichen Regionen mit einer geringeren Einsatzfrequenz findet sich eventuell die Zeit, auf der Wache zu kochen. Gesunde Ernährung kann als gemeinschaftliche Aktion zusammen praktiziert werden. Dabei empfehlen sich leichte, fettarme Gerichte, die auch schnell gehen, wie beispielsweise Nudelgerichte mit Gemüse oder Salat. Die kostenlose AOK-App „Gesund Genießen" bietet eine große Auswahl an 1000 Rezepten (Abbildung 2).

In städtischen Gebieten mit vielen Einsätzen ist das Kochen auf der Wache oft nicht möglich. Doch auch hier ist eine Küche auf der Wache von Nutzen. Mitgebrachte Lebensmittel wie Obst, Gemüse, Milchprodukte etc. können im Kühlschrank gelagert und ohne großen Zeitaufwand verzehrt werden. Als Gemüse eignen sich dabei Sorten, die roh ohne weitere Zubereitung gegessen werden können, wie Tomaten, Karotten, Gurken, Paprika, Fenchel, Stangensellerie etc. In nur wenigen Minuten lässt sich auch ein Müsli aus Obst, Getreideflocken und Joghurt zubereiten. Wer auf der Wache gewöhnlich keine Zeit hat, nimmt sich am besten sein fertiges Essen von zu Hause mit. Schnell herzurichten sind Vollkornbrote mit fettarmen Käse, Wurst oder Schinken belegt und dazu Obst und/oder Gemüse. Aus Nudeln oder Reis vom Vortag lassen sich mit rohem Gemüse und Käse- oder Schinkenwürfeln einfach leckere Salate zubereiten. Das warme Essen kann zu Hause nachgeholt werden.

Manchmal ist es nicht anders möglich, als sich auf die Schnelle etwas vom Imbiss, Metzger oder Schnellrestaurant zu holen. Damit Fast-Food nicht dick macht, ist hier auf die richtige Auswahl zu achten. Manche Fast-Food-Ketten veröffentlichen die Kalorienangaben ihrer Produkte im Internet. Die Tabelle 2 zeigt kalorienreiche und kalorienärmere Fast-Food-Varianten im Vergleich. So hat zum Beispiel ein Hamburger mit Beilagensalat und Dressing mit 295 kcal relativ wenig Kalorien im Vergleich zum Doppelburger mit mittlerer Portion Pommes (850 kcal). Bestellt man dazu noch ein Cola-Getränk (1/2 Liter à 210 kcal), so nimmt man mit dieser einzigen Mahlzeit 1060 kcal zu sich. Das macht circa die Hälfte des Tagesbedarfs aus, wie Tabelle 1 zeigt.

Auch wenn es im Rettungsdienst oft schwer ist, feste Mahlzeiten einzuplanen, sollte man nicht über viele Stunden hinweg nichts essen. Dadurch sinkt der Blutzuckerspiegel stark ab und die Leistungsfähigkeit sinkt. Auch sehr große, sowie fettreiche Mahlzeiten machen müde, da der Körper viel Kraft für die Verdauung braucht. Wer fit im Job sein möchte, plant circa fünf kleine Mahlzeiten über den Tag verteilt.

Tabelle 2: Fast Food: Statt zu kalorienreichen besser zu kalorienärmeren Varianten greifen

Kalorienreiche Fast Foods	kcal	Kalorienärmere Fast Foods	kcal
Doppelburger + mittlere Portion Pommes	850	Hamburger + Beilagensalat mit Dressing	295
Semmel mit warmen Leberkäse (125g)	530	Schinkensemmel	240
Bockwurst-Baguette	535	Peperoni-Frischkäse-Baguette, Mehrkorn	269
½ l Colagetränk oder Limonade	ca. 200	½ l Wasser	0

Tipps für die Nachtschicht

Besonders wer im Schichtdienst arbeitet, sollte auf regelmäßige kleine Mahlzeiten achten um die ganze Schicht über wach und leistungsfähig zu bleiben. In der Nacht sind kleine, leicht verdauliche Mahlzeiten zudem bekömmlicher, da unser Körper nachts weniger Verdauungssäfte ausschüttet. Bei Nachtschicht werden deshalb sogar sechs Mahlzeiten über den Tag verteilt empfohlen, wie Tabelle 3 zeigt. Die einzelne Mahlzeit sollte dabei entsprechend klein ausfallen. Für die erste Nachtmahlzeit zwischen null und ein Uhr empfiehlt sich eine warme Mahlzeit. Das wirkt belebend, da es dem nächtlichen Absinken der Körpertemperatur, einem deutlichen Einschlafsignal, entgegenwirkt. Ist das nicht möglich, hilft auch ein warmes Getränk oder eine heiße Brühe zur kalten Brotzeit. Eine kleine Zwischenmahlzeit zwischen vier und fünf Uhr morgens gibt nochmals Energie für die restlichen Stunden.

Tabelle 3: So sollten die Mahlzeiten bei Nachtschicht optimaler Weise verteilt werden

Mahlzeit	Uhrzeit	Energiezufuhr in % der Tagesenergiezufuhr
Mittagessen	12.00–13.00	25
Zwischenmahlzeit	16.00–17.00	10
Abendessen	19.00–20.00	20
1. Nachtmahlzeit	0.00–1.00	25
2. Nachtmahlzeit	4.00–5.00	8
Frühstück nach der Heimkehr von der Schicht	7.00	12

Quelle: Deutsche Gesellschaft für Ernährung (2000)

Besonders in der Nachtschicht ist es wichtig, genug zu trinken, um fit zu bleiben. Auch bis zu drei Tassen Kaffee gelten als unbedenklich und helfen, wach zu bleiben. Gegen Ende der Nachtschicht verzichtet man jedoch besser auf Kaffee, um den Schlaf am Vormittag nicht zu beeinträchtigen. Auch Alkoholgenuss nach Feierabend kann sich negativ auf den Schlaf auswirken.

Literatur

1 = Deutschen Gesellschaft für Ernährung (Hrsg.), DGE info: Ernährung bei Schichtarbeit, Bonn, 2000

2 = Deutsche Gesellschaft für Ernährung (Hrsg.), DGE-Ernährungskreis; https://www.dge.de/ernaehrungspraxis/vollwertige-ernaehrung/ernaehrungskreis (Letzter Zugriff: 30.01.2016)

3 = Heringshausen G., Brauchle G., Gesundheit im Rettungsdienst: Ergebnisse einer Querschnittuntersuchung im deutschen Rettungsdienst. In: Rettungsdienst 2010, S. 324–331

4 = Petschelt J., Ernährung bei Schichtarbeit: Ernährungsempfehlungen für Schichtarbeitnehmer unter Berücksichtigung ihres Gesundheits- und Ernährungsstatus, Verlag Dr. Müller, Saarbrücken, 2008

5 = Schumann H., Rettungsdienst am Limit: Gesundheit von Einsatzkräften im Rettungsdienst, Diplomica Verlag, Hamburg, 2012, S. 36–37

Hinweise zur Abbildung 1:

© BLE, Fotos: K. Arras, Köln
Der Herausgeber dankt der Bundesanstalt für Landwirtschaft und Ernährung für die Erlaubnis zum Abdruck der Abbildung.

Autorin

Maria Stempfhuber
Dipl.-Oecotrophologin (Univ.)
AOK Bayern – Die Gesundheitskasse
Direktion München
Landsberger Straße 150–152
80339 München

Betriebliches Gesundheitsmanagement im Rettungsdienst

Werner Mall und Jens Wohlfeil

Ein betriebliches Gesundheitsmanagement im Rettungsdienst könnte dazu beitragen, die Gesundheit von Rettungsassistenten und Rettungssanitätern zu verbessern. Dieser Beitrag geht auf die notwendigen Bedingungen für ein betriebliches Gesundheitsmanagement ein.

Die Arbeit im Rettungsdienst ist generell herausfordernd und bringt physische und auch psychische Belastungen für die Sanitäterinnen und Sanitäter mit sich. Der Schichtdienst sowie der unvorhersehbare und plötzliche Wechsel von der Phase des „Stand by" in die Phase „Einsatz" mit hoher Anspannung sind nur zwei Faktoren im Belastungsprofil. Andererseits steht den Belastungen im Rettungsdienst meist ein hohes Maß an Motivation und Engagement der Beschäftigten gegenüber.

Physische und psychische Belastungen einerseits und protektive Faktoren, wie z.B. eine hohe Identifikation mit der Aufgabe, andererseits haben gemeinsam wesentlichen Einfluss auf die Gesundheit der Beschäftigten (vgl. Abbildung 1) und auch auf den Krankenstand.

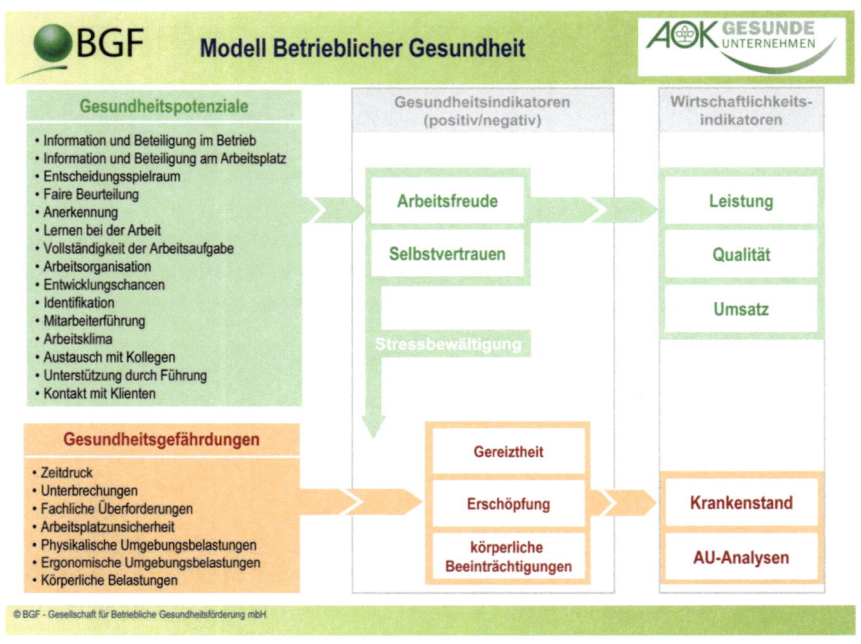

Abbildung 1: Modell zur Diagnose Betrieblicher Gesundheit der BGF

Betrachtet man die Statistik der AOK Nordost zum Krankenstand von Angehörigen der paramedizinischen Berufe (Branche 86.90.9), dazu zählen u.a. die Krankenpflegeberufe, die Ergotherapeuten, die Medizinischen Fachangestellten, aber auch die Rettungsassistenten, dann unterscheidet sich der Krankenstand in Höhe von 5,6 % nicht grundlegend vom durchschnittlichen Krankenstand aller beschäftigten Versicherten in Höhe von 5,4% (1).

Ein Blick auf die Ursachen der Arbeitsunfähigkeit, d.h. auf die zugrundeliegenden Krankheitsbilder, zeigt dagegen durchaus einen Bezug zu den Arbeitsbedingungen dieser Gruppe (vgl. Tabelle 1). Von allen Fehltagen aufgrund von Arbeitsunfähigkeit entfielen im Jahr 2014 in der Gruppe der paramedizinischen Berufe 20,7 % auf Erkrankungen des Muskel-Skelett-Systems und 14,4 % auf psychische Erkrankungen. Anders als im Durchschnitt aller Beschäftigten nehmen psychische Erkrankungen damit in dieser Gruppe nach den Muskel-Skelett-Erkrankungen den 2. Platz ein. Der Anteil an Fehltagen aufgrund von Arbeitsunfähigkeit wegen psychischer Erkrankungen ist damit um rund ein Drittel höher.

Tabelle 1: Anteil der krankheitsbedingten Ausfalltage aufgrund der fünf häufigsten Krankheitsgruppen 2014

	Atemwegs-erkrankungen	Muskel-Skelett-Erkrankungen	Erkrankungen des Verdau-ungssystems	Psychische Erkrankungen	Verletzungen und Vergif-tungen	Weitere
Branche 86.90.9	11,8%	20,7%	4,8%	14,4%	10,5%	37,8%
Alle Branchen	11,6%	21,7%	5,6%	10,8%	11,2%	39,1%

Spezifische Daten zur Berufsgruppe der Rettungsassistenten und der Berufsgruppe der Rettungssanitäter liegen gegenwärtig noch nicht vor.

Allerdings gibt es Hinweise darauf, dass die Muskel-Skelett-Erkrankungen in diesen beiden Berufsgruppen häufig sind. Einer Untersuchung der Bundesanstalt für Arbeitsschutz und Arbeitsmedizin kann entnommen werden, dass die Anzahl der Rettungsdienstmitarbeiter, die an Beschwerden des Muskel-Skelett-Systems leiden, ab etwa dem zehnten Berufsjahr bzw. ab einem Lebensalter von etwa 30 Jahren bereits hoch ist und mit jedem weiteren Berufs- bzw. Lebensjahr stark zunimmt (2). Zudem berichten verschiedene Arbeitgeber von sehr hohen Krankenständen beim Rettungsfachpersonal.

Ein betriebliches Gesundheitsmanagement im Rettungsdienst könnte dazu beitragen, die Gesundheit von Rettungsassistenten und Rettungssanitätern zu verbessern.

Betriebliches Gesundheitsmanagement

Für das Gelingen der Einführung eines betrieblichen Gesundheitsmanagements in einem Unternehmen sind die folgenden Rahmenbedingungen von Relevanz:

• Nachhaltigkeit durch strukturelle Verankerung (Gesundheit als Chefsache)

• Verbindung von Verhaltens- und Verhältnisprävention

• Beteiligung der Mitarbeiter (Mitarbeiterpartizipation)

• Professionelle Beratung

Nachhaltigkeit durch strukturelle Verankerung

Betriebliches Gesundheitsmanagement (BGM) eignet sich nicht zur Nebensache. BGM funktioniert dann, und nur dann, wenn die Unternehmensleitung überzeugt dahinter steht. Dies schließt die Formulierung von (Gesundheits-)Zielen ebenso ein, wie die regelmäßige Überprüfung der Zielerreichung.

Soll BGM dauerhaft im Betrieb etabliert werden, bedarf es der strukturellen Verankerung in der Aufbauorganisation der Dienststelle bzw. des Trägers. Im einfachsten Fall erfordert dies die Schaffung einer personalen Zuständigkeit mit regelmäßigem Reporting an die Leitung unter Einbindung der Personalvertretung, des Betriebsarztes und der Fachkraft für Arbeitssicherheit. Für größere Dienststellen oder Träger lohnt sich die Einrichtung einer ständigen Steuergruppe. Unerlässlich ist die Bereitschaft, ein Mindestmaß an Ressourcen in das Thema zu investieren.

Verbindung von Verhaltens- und Verhältnisprävention

Erfolgreiche Betriebliche Gesundheitsförderung umfasst sowohl verhaltens- als auch verhältnispräventive Vorgehensweisen und Interventionen. Es reicht demzufolge nicht aus, nur am Verhalten der Beschäftigten anzusetzen und – um am Beispiel der Mitarbeiter im Rettungsdienst zu bleiben – individuelle Maßnahmen zu gestalten, die die oben genannten Erkrankungsbilder eindämmen, reduzieren bzw. vermeiden können. Eine Rückenschule, Maßnahmen zur Stressbewältigung oder der Resilienzstärkung können nur den verhaltensbezogenen Teil der Intervention bilden.

Zur gesundheitsgerechten Gestaltung der Arbeitsbedingungen (Verhältnisprävention) zählt zunächst das Instrumentarium des Arbeits- und Gesundheitsschutzes. Darüber hinaus reichen die Themen von Fragen der Ergonomie und der Arbeitsorganisation (z.B. Schichtplangestaltung) bis zu Fragen der Kommunikation und der Führung.

Beteiligung der Mitarbeiter

Mitarbeiter sind die Experten ihrer jeweiligen Arbeitssituation. Weder bei der Analyse der Probleme noch bei der Gestaltung und Umsetzung von Maßnahmen sollte der Betrieb auf die aktive Einbindung der Belegschaft verzichten.

Im Analyseverfahren eignet sich zur Mitarbeiterbefragung beispielsweise die schriftliche Mitarbeiterbefragung anhand standardisierter Fragebögen. Die Durchführung der Befragung kann sowohl durch elektronische Fragebögen als auch in Papierform erfolgen. In kleineren Betrieben kommen Gruppendiskussionsverfahren, wie die Arbeitssituationsanalyse, in Frage.

Das Expertenwissen der Beschäftigten steht auch beim „Gesundheitszirkel" im Mittelpunkt. In Kleingruppen, bestehend aus acht bis zehn Mitarbeiterinnen und Mitarbeitern mit einem definerten Auftrag, werden innerhalb eines begrenzten Zeitraumes unter externer Moderation Lösungsvorschläge für die zuvor identifizierten Probleme erarbeitet. Gesundheitszirkel können auch dienststellenübergreifend eingerichtet werden.

Professionelle Beratung

Externe Beratung zum betrieblichen Gesundheitsmanagement bieten neben kommerziellen Dienstleistern auch viele Sozialversicherungsträger an. Die AOK Nordost analysiert gemeinsam mit Unternehmen die gesundheitliche Situation der Belegschaft, berät beim Aufbau des betrieblichen Gesundheitsmanagements und unterstützt bei der Durchführung gesundheitsbezogener Maßnahmen im Betrieb. Weitere Informationen dazu sind im Internet unter www.aok-bgf.de zu finden.

Fazit

Der Aufbau eines betrieblicher Gesundheitsmanagements im Rettungsdienst ist eine Entscheidung für den aktiven Schutz der Gesundheit der Mitarbeiterinnen und Mitarbeiter in diesem stark belasteten Berufsfeld. In vielen wissenschaftlichen Studien wurde die Wirksamkeit gesundheitsbezogener Maßnahmen nachgewiesen. Sie können einen Beitrag zur Gesundheit und Zufriedenheit der Mitarbeiterinnen und Mitarbeiter leisten und damit zu einem längeren Verbleib des Rettungsfachpersonals in diesem Berufsfeld beitragen.

Quellen

1 = AOK Nordost, Krankenstand 2014 bei beschäftigten Versicherten der AOK Nordost, Branche 86.90.9 WZ 2008: Sonstige selbständige Tätigkeiten im Gesundheitswesen

2 = Gebhardt H., Klussmann A., Sicherheit und Gesundheit im Rettungsdienst, Schriftenreihe der baua: Forschungsbericht 1068, Dortmund, 2006, S. 56 ff.

Autoren

Werner Mall
Jens Wohlfeil
AOK Nordost – Die Gesundheitskasse
Prävention
Behlertstraße 33 A
14467 Potsdam

Hochschule für Gesundheit & Sport, Technik & Kunst, Berlin

Wahlpflichtkurs „Gesundheitsprävention im Rettungsdienst" im Studiengang Sanitäts- und Rettungsmedizin (B.Sc.)
Kursleitung: Prof. Dr. Gerhard Nadler

Die Hochschule für Gesundheit & Sport, Technik & Kunst, Berlin, bot den Studieren-den im Studiengang „Sanitäts- und Rettungsmedizin" am Campus München-Ismaning im Sommersemester 2015 in Kooperation mit der AOK Bayern den Wahlpflichtkurs „Gesundheitsprävention im Rettungsdienst" an. Den Studierenden, die entweder zu Beginn des Studiums bereits die Ausbildung zum Rettungsassistenten abgeschlossen hatten oder diese Ausbildung parallel zum Studium absolvierten, sollte durch diesen Kurs die Relevanz der Gesundheitsprävention und diverse Ansätze zur Gesundheits-prävention im Rettungsdienst vermittelt werden.

Dieser Wahlpflichtkurs hatte eine Workload von 2 CP, also einen Umfang von 50 Stunden. Davon entfielen 30 Stunden auf das Studium von Dokumenten, u.a. Stu-dien zum Gesundheitsstatus von Rettungsfachpersonal. In den Präsenzlehrveran-staltungen erfolgten Lehrvorträge wie auch Fitness-Übungen unter kompetenter Anleitung. Am Ende stand eine mündliche Prüfung über 20 Minuten.

Die Lehrvorträge und Fitness-Übungen im Überblick:

Lehrvortrag: Gesundheitsprävention im Rettungsdienst – Bestandsaufnahme (90 Minuten)

Lehrvortrag: Gesundheitsprävention im Rettungsdienst – Präventionsprogramme (90 Minuten)

Lehrvortrag: Fitness durch Bewegung (90 Minuten)

Lehrvortrag: Richtig ernähren, um fit zu bleiben (90 Minuten)

Übung unter Anleitung: Functional Training mit Flexiband (40 Minuten)

Übung unter Anleitung: Klassische Fitnessübungen (Liegestütz etc.) (40 Minuten)

Lauftraining unter Anleitung (90 Minuten)

Schwimmtraining unter Anleitung (90 Minuten)

Die Lehrvorträge „Fitness durch Bewegung" und „Richtig ernähren, um fit zu bleiben" sowie das „Functional Training mit Flexiband" und das „Lauftraining unter Anleitung" wurden von der AOK Bayern übernommen. Zu diesen beiden Lehrvorträgen sind Aufsätze in dieser Publikation abgedruckt.